Dedicado

a

"TU MEJOR VIDA"

Tapa blanda ISBN: 979-8-9927261-6-9
E-book ISBN: 979-8-9927261-7-6

Elegir:

Un Estilo de Vida Saludable

("Cambio")

Libro
2

Por Jeff Shammah

Alfabeto

Aprendemos las letras del alfabeto como nuestra base para crear palabras, oraciones, párrafos e historias. Permitiéndonos hablar, leer, escribir, y comunicarnos.

Los libros sobre **"Ejercicio"** y ahora la nueva serie **"Elegir: Un Estilo de Vida Saludable",** se están escribiendo desde el **entendimiento básico ("Ejercicio")** hasta la **aplicación avanzada.** Para ayudar a **"usted"** como individuo a lograr **"un estilo de vida saludable".**

1. Sin Tabla de Contenido–**hecho a propósito,** con el fin de **"desanimar"** saltando hacia adelante a su interés o tema favorito.

2. Escrito en **pequeños bocados** a lo largo del tiempo, con el fin de **"alentar"** la comprensión completa y la **digestión holística** (completa) de la información.

3. Porque alcanzar **todo el potencial** de uno depende de aprender los conceptos básicos adecuados. Como diría mi profesor:

"Tus básicos son tu avance,
tu avance son tus básicos."

Principio Universal

"Cambio"

El crecimiento requiere cambio, y el cambio puede provocar sentimientos de:

Miedo, Ansiedad e Incomodidad (dolor).

La disciplina nos ayuda a superar el miedo, la ansiedad y la incomodidad, para lograr **el crecimiento.**

¿Cómo practicamos **la disciplina?**

Viviéndolo **"activamente". No** solo leer, escribir o hablar de ello. Pero, el acto **activo** de hacerlo **físicamente** a través del **ejercicio** (práctica).

⭐ El **Cuerpo Humano** es como un Ferrari/Lamborghini, necesita correr (desafiado), a intervalos saludables, para funcionar correctamente. Cuando la **mente,** el **cuerpo,** y el **aliento** se convierten en **uno,** a tráves de **movimiento** repetitivo (ejercicio) y **no movimiento** (meditación), se convierte en:

Disciplina

La meditación, tanto el movimiento (físico) como el inmóvil (la quietud), ayuda a unir la **mente,** el **cuerpo** y la **respiración** (espíritu).

La espiritualidad es un subproducto de un enfoque holístico (bien redondeado). Permitiéndonos alcanzar nuestro máximo potencial como individuos.

Resultados

¿Cómo sabemos si lo que estamos haciendo está funcionando?

Los resultados se logran a través de la aplicación de los **principios universales** a lo largo del tiempo:

Trabajo duro (aplicado correctamente), **diligencia** (consistencia), y **paciencia** (tiempo).

Los principios universales funcionan en **todas** las situaciones,
no, solo en nuestras favoritas; y se **adaptan** y **cambian** a
medida que cambiamos.

Soltero • Casada • Divorciado

Empleado • Desempleado • Jubilado

Niños • Sin Niños

Saludable • No saludable

Feliz • Infeliz, etc.

Si el cuerpo realmente hablara verbalmente, en lugar de a
través de signos y síntomas, diría:

*"He estado ahí para ti...
¿puedes, por favor,
ahora estar ahí para mí?"*

Escapismo

Ficción • Romance • Misterio

¿Qué tal escapar a **tu propia vida,** en lugar de alejarte de tu vida?

Crear tu propia narrativa a través de la elección de un estilo de vida saludable, que conduzca al **romance** y al **misterio.** A través del uso de tu **imaginación,** para crear **tu mejor vida.**

Averiguar qué necesista cambiar, y como hacerlo, puede ser bastante difícil. Comenzar con su salud y elegir los ejercicios correctos en el momento adecuado de su vida, será la clave de su éxito.

"Sentirse-Bien Hormonas" son lo que el **ejercicio** desencadena la liberación en tu cerebro y en todo tu cuerpo, en lo que respecta a nuestra comprensión actual (ciencia).

Endorfinas: el analgésico natural del cerebro. Puede ayudar a mejorar tu estado de ánimo y reducir el estrés (debatido sobre si cruza la barrera hematoencefálica.)

Endocannabinoides: capaces de cruzar la barrera hematoencefálica. Ayuda a reducir la ansiedad y promueve sentimientos de calma.

Dopamina: (neurotransmisor) liberado por el cerebro como parte de un sistema de recompensas, asociado con el placer y la motivación.

Seratonina: (neurotransmisor) ayuda a regular el estado de ánimo y apoya el sueño, el apetito, y la digestión (período de enfriamiento).

El ejercicio tiene un efecto antidepresivo en la mente y el cuerpo. El hipocampo, parte del cerebro asociado con la memoria y el aprendizaje. Puede aumentar el volumen y mejorar la función, a través de ejercicio regular.

El ejercicio (en interiores/exteriores) puede tomar el lugar de nuestra ascendencia de cazadores–recolectores. Satisfacer nuestra naturaleza de cazar, reunir y consumir (comer). Pero, de una manera saludable, civilizada y respetuosa (con la naturaleza). Con el fin de calmar a la "bestia salvaje" dentro de nosotros. A diferencia del aburrimiento y la regresión que nos establece y nos consume, cuando no tenemos una **salida saludable** para nuestras emociones:

Musica: Escuchar, tocar, componer

Baile: Autoexpresión

Naturaleza: Actividades al aire libre

Arte: Manifestación física

Ejercicio: Esfuerzo físico y sudor

Cuando no practicamos una forma saludable de liberación (outlet), forma la base para los **futuros problemas de salud del envejecimiento.** Una mente y un cuerpo que se ven afectados por las **elecciones de estilo de vida,** progresando lentamente a lo largo del tiempo (décadas), hasta el punto en que:

¿ Que es un Enfoque Holístico

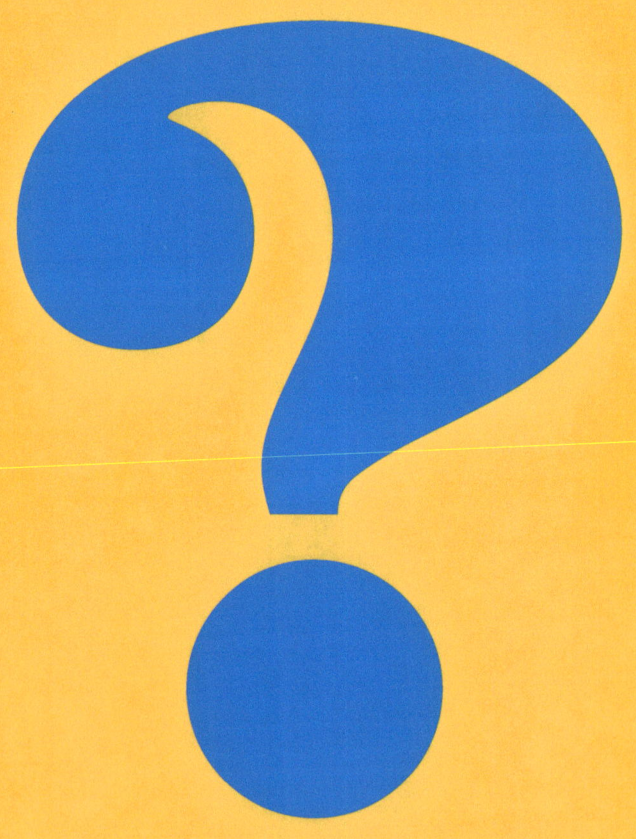

Enfoque Holístico
La práctica de:
EQUILIBRIO y ARMONÍA
NO
PERFECCIÓN.

Significa **dejar** de confiar en una cosa (favorita), arreglar todas las cosas (no me gusta). Necesitamos practicar el **equilibrio** (gustos y disgustos), para lograr el equilibrio mental, emocional y físico (homeostasis). El ejercicio y el entrenamiento adecuados en cualquier disciplina (programa), deberían ayudarnos **a lo largo** de nuestras vidas, **no** solo en el momento (dietas de moda y ejercicios extremos). Principios básicos que son universales, y se aplican a **todas las formas** de ejercicio y salud, por lo tanto **holísticos.**

La salud holístico es como el S&P 500 (índice del mercado de valores). Un enfoque diversificado que hace un progreso constante y consistente a lo largo del tiempo. Evitar, cuando sea posible, reacciones extremas a la volatilidad (altibajos de la vida). En última instancia, terminando más alto (más saludable), con más ganancias que pérdidas. Pagar **dividendos:** cuanto antes comience a invertir en su salud, antes comenzará a recibir dividendos (mejoras y ganancias).

No confíes

en una sola cosa para compensarlo todo.
Un poco de todo (holisticidad), te llevará a una:

Suma Total

que es **mayor** y más **equilibrada.**

. . . .

Todo se reduce a la seguridad y la inseguridad **(miedo).** Un enfoque holístico (equilibrado) alivia el **miedo** y el **prejuicio,** y formenta la apertura mental Conduciendo a la **armonía:**

> Estar en paz con uno mismo, *y aceptar* que *nunca* tendremos el control total.

La holisticidad en la práctica

¿ Alguna vez has leído un libro en el que te inspiraste en el personaje principal (protagonista) y decía: "nacieron, todo salió bien y murieron"?

No, fueron las aventuras y los obstáculos, que superaron, lo que nos inspiró. En un libro, esto ocurre a lo largo de varias páginas y capítulos. Pero, en vida real, tomó **años.**

El tiempo,
y nuestro uso de él,
es nuestro mayor desafío.

UN ENFOQUE HOLÍSTICO ES
COMO LA VIDA:
¡LO ABARCA TODO!

"Cambio"

Repetición

Una vez, somos **conscientes** de la necesidad de cambio. Es seguido por ¿Por qué?, ¿Cómo?, y ¿Qué? (libros 1, 2 y 3 de la serie de Ejercicios).

Cuando eso se establece a través de la ayuda y orientación de un Médico, Terapeuta, Entrenador Personal, Nutricionista, etc.:

¡El trabajo real comienza!

La práctica, es una forma de **repetición.** El rendimiento constante, progresivo y paciente de su rutina de ejercicios, a través de prueba y error. Conduciendo lentamente hacia **su receta de salud individual. No, talla única para todos. Resultados a largo plazo, no resultados a corto plazo (momentáneos).**

Consciente– solo la práctica correcta conduce a la mejora *(Libro 1 de la serie de Ejercicios)*

Práctica...
no hace perfecto.

La vida no se memoriza,
¡Se vive!

Y a medida que adguieres **experiencia,** te refieres a ella para guiar tus **decisiones futuras.** De lo contrario, no hay **sabiduría.**

(Libro 1 de la serie de Ejercicios):

La sabiduría es el uso adecuado de la experiencia.

Aliento/Oxígeno

El primer y más importante nutriente para el cuerpo humano es el **oxígeno** (O_2). **La respiración** (respiración) es la herramienta que **unifica** la **mente** y el **cuerpo**, ayudándonos a lograr el **equilibrio.**

Durante momentos de emoción, miedo, y estrés, es elevado (simpático), lucho o huida. Durante los momentos de relajación y digestión, es más lento (parasimpático), lo que nos permite recuperarnos. Estas dos ramas (simpáticos/parasimpáticos) son parte de nuestro Sistema Nervioso Autónomo.

El ejercicio nos permite practicar y mejorar nuestra respiración y el dominio de estos dos. Conduciendo hacia un estado de homeostasis (equilibrio), y eventualmente, tal vez, incluso meditación. Si se da cuenta de la **necesidad** de mejorar su respiración y consumo de oxígeno (VO_2 max) para:

- Asma, EPOC, Enfisema, etc.
- Rendimiento de ejercicio mejorado
- Dando a luz
- Cantar, actuar
- Digestión
- Envejecimiento, etc.

Es el oxígeno,
la fuerza vital (electricidad)
que impulsa la vida.

Kung-Fu, Yoga, Cardio, Entrenamiento de Fuerza, Buceo Libre, Boxeo, MMA, Correr, Escalada en roca, etc. Todos tienen técnicas probadas y probadas en el tiempo, para mejorar nuestro uso y control del **oxígeno** (respiración). Para ayudarnos a mejorar nuestra **salud** y **rendimiento.**

No hay una forma correcta de respirar. Depende de la **situación, la dolencia, la técnica** o el **sistema.**

★ Es necesario tener la orientación y la instrucción adecuadas. De su médico o profesor acreditado en la disciplina elegida (sistema/clase). Para aprender a mejorar tu respiración.

Núcleo

...como se relaciona con el uso de los músculos durante el ejercicio. Es una **ubicación** que se encuentra en el centro del cuerpo humano. Compuesto por varios músculos del abdomen, la parte baja de la espalda y el área de las nalgas. Es la **fundación** *(libro 2 de la serie de ejercicios)* del movimiento físico (locomoción) al hacer ejercicio y participar en deportes y actividades. Cuando se utiliza adecuadamente a través de la fuerza y la flexibilidad, también puede ayudar a mejorar los problemas con:

- Ciática
- Control de la vejiga
- Función sexual
- Postura

No pertenece a una clase, título o sistema. **Todas las formas** de movimiento saludable o adecuado deben iniciarse desde su **núcleo** (centro). Dirigido por tu cerebro, y proporciona **poder** y **fuerza** a la **parte inferior** y **superior del cuerpo.**

Esto significa que **"todas"** se beneficiarán desde **jóvenes** hasta **mayores,** alguien **común** hasta **atletas.** En aprender a reconocer, fortalecer y usar sus **músculos centrales.**

Por lo tanto, **no** te permitas ser **engañado,** pensando que solo "esta clase" o "ese sistema" (marketing) enseña el uso adecuado del núcleo. **Todas** las clases y **todos** los sistemas **cuando se enseñan adecuadamente.** Debería, y nos enseñara sobre el uso adecuado y la importancia de los músculos centrales.

Esto es maravilloso, y nos da **esperanza.** Que **todos** podemos encontrar **"una manera"** de hacer ejercicio, que funcione mejor para nuestro **carácter individual** y **necesidades individuales.**

> *No hay talla*
> *única para todos.*

Resistencia

Eso es lo que requiere una **larga vida feliz. La felicidad no es una posesión,** es algo que **practicamos.** Un estado de ser, que va y viene, dependiendo de nuestras circunstancias.

¿Cómo vamos a soportar los muchos desafíos de la vida, durante un **largo período** de tiempo, sin **resistencia física, mental** y **emocional.**

El concepto de envejecimieto, es todo relativo al **individuo.** El de 30 años le dice al de 20 años "espera a que llegues a mi edad". El de 40 años le dice al de 30 años "eso no es nada, espera hasta que tengas mi edad". El de 50 años dice "ya veras, todo cambia una vez que cumples 50". ¡Esto sigue, hasta que el de 90 años dice "todos ustedes son niños, me encantaría tener su edad de nuevo"!

Desperdiciamos tres cuartas partes de nuestras vidas, que jándonos de que nadie nos entiende. ¿Por qué deberian? Quando a menudo, ni siquiera nos entendemos a nosotro mismos.

Muéstrales,
o mejor aún,
¡muéstrate a ti mismo!

En cambio, al elegir vivir, **tu mejor vida:**

"En el momento"

(Libro 2 serie de ejercicios)

*"El mañana
no se promete a nadie"*

Cuando nos centramos en, y hacemos lo mejor,
en el momento **presente** tendremos:

Menos arrepentimientos–lo que es vivir en el **pasado.**

Un futuro más brillante–de qué se trata la **"esperanza".**

Practicando el arte de vivir el momento. Tenemos menos remordimientos y recuerdos más agradables. Sabiendo que hicimos lo mejor que dimos en ese momento. Nos habremos preparado para un futuro más brillante, **no** desperdiciando el tiempo que teníamos para hacerlo. En última instancia, experimentaremos **menos miedo,** porque vivir con miedo se trata de arrepentirse del **pasado** y de tener miedo del **futuro.**

¿Cómo **"practicamos"** el **arte de vivir en el presente?**

Autoconciencia...

Si no reconocemos la
necesidad de cambio.
¡Entonces no estaremos dispuestos
a hacer el *trabajo* necesario,
para, *lograrlo!*

¡"Cambio" en Acción!

Buenos Días...

Está precedido por una buena noche de **sueño** (*libro 1 de elegir un estilo de vida saludable*).

Generalmente 6–9 horas de sueño dependen del individuo. Con el objetivo de lograr patrones regulares de sueño (tiempos) de ir a la cama y despertar. A medida que eveje cemos, nuestros intervalos cambiarán, en cuanto a si dormimos continuamente, en partes o usamos siestas diarias. Lo que más importa es que sientas descansado. No, un número exacto para todas las personas.

⭐ La enfermedad (mental, emocional y física), y los padres de bebés recién nacidos, encontrarán esto un desafío, si no imposible (trabaje con su médico). Priorice abordar esto (sueño), en su **nueva** rutina de salud.

1er Deja el tiempo

Absténgase de levantarse tarde y apresurarse.

2do Agua

El cuerpo humano se despierta de una buena noche de sueño, en un estado de deshidratación. 1–2 vasos (8–16 oz) de agua **antes del desayuno** y el **café,** es crucial para restaurar la **hidratación** de su cuerpo. De los procesos internos (trabajo) que estaban sucediendo, mientras dormías *(Libro 1-elegir un estilo de vida saludable).*

Evite comenzar su día con café, especialmente **no,** con estómago vacío. Los efectos corrosivos (dañinos) del ácido en el revestimiento de su estómago (vacío–sin desayuno), con el tiempo, son potencialmente peligrosos para su salud.

3er Ejercicio, estiramiento y meditación

(30–45 minutos)

La mañanas son un gran momento para hacer ejercicio y meditar antes de que el trabajo, las responsabilidades y las sorpresas del día se interponen en el camino.

⭐ Necesitarás aprender y decidir si desayunar primero (dejar tiempo para la digestión) una hora antes, o comer después. Dependiendo de la hora de la cena de la noche anterior y de su tolerancia para las comidas de la mañana.

Ya sea en casa, en una clase o fuera. Hacer tiempo por la mañana para hacer ejercicio y comenzar el día con el amanecer, le permite mantener la armonía (ritmo circadiano) con la naturaleza; y ayuda a lograr **la claridad** mental, emocional y física.

4ᵗᵒ Desayuno

(30–45 minutos)

Evite saltarse el desayuno o comenzar su día con comida basura (rosquillas, pasteles). Independientemente de si desayunas o no, o de la cantidad de comida que elijas comer. Trabaja y practica, tomando algo nutritivo (vitaminas y minerales) para comenzar tu día. Eso incluye carbohidratos complejos, grasas saludables y proteínas (planta/animal).

- **Yogur griego** (sin azúcar) añadir nueces y fruta por separado.

- **Avena** (avena y granos enteros) sin azúcar, añadiendo nueces y fruta por separado.

- **Cereales y panes integrales, multigranos** (bajos en sodio y azúcar).

- **Huevos** (1–2) preferiblemente enteros (para proporcionar más vitaminas y minerales) o claras de huevo.

- **Carnes** o **proteínas a base de plantas:** pavo, cerdo, hígado, tempeh, tofu, frijoles, etc. (sin procesar, alimentado con pasto, magro y orgánico).

- **Pescado** (de forma silvestre o sostenible) salmón, caballa, trucha, sardinas, etc.

- **Grasas saludables:** aceite de oliva, aguacate, linaza, sésamo, etc.

- **Leche entera** (8oz): un vaso de leche entera contiene sus carbohidratos, grasas y proteínas en una taza.

Siempre consciente de sus alergias individuales e intolerancias.

Buenas Tardes...

Ademas, un momento maravilloso para hacer ejercicio, estirarse, meditar y tener una comida nutritiva.

⭐ **Si trabajas, tu rutina tendrá que ser clara, concisa (corta) y con propósito (intención). Sepa qué es lo que necesita hacer y hazlo. El tiempo es esencial.**

Su rutina de ejercicios tomará de 15–30 minutos. Saliendo 30–45 minutos para comer. Su almuerzo debe ser planificado o preparado de antemano. También, incluyendo carbohidratos complejos, grasas saludables y proteínas (planta/animal). Preferiblemente, se necesita más tiempo para completar estos dos. Pero, en el entorno de ritmo cada vez más rápido en el que vivimos, **la mayoría de las personas no tendrán,** más tiempo **(realidad).**

Aquí es cuando la mayoría de las personas "golpean una pared" (letargo). Un almuerzo saludable y equilibrado, **no,** comida basura o drogas, es una respuesta mejor o más saludable.

Ejemplos (pequeños o grandes):

- **Yogur natural** (sin azúcar) añadir frutas y nueces.

- **Pescado, pollo, pavo, etc.**

- **Verduras, ensalada mixta**

- **Tofu, tempeh, frijoles, etc.**

- **Un batido (bebida)** de frutas y verduras.

- **Chocolate negro** (70%)

- **Agua**

Estos alimentos y otros como ellos, tendrán un efecto positivo en sus niveles de energía (indice glucémico).

⭐ **Siesta,** para otros que son mayores, duermen menos horas por la noche, están jubilados o tienen más tiempo libre, la siesta puede ser una opción. En general, las siestas tempranas del mediodía (20-45 minutos) permiten una sensación de refresco (alerta), sin interferir con su sueño a la hora de dormir.

(Consulte con su médico o especialista en sueño)

Buenas Noches...

Cuando nosotros como "Seres Humanos" desarrollamos patrones regulares de despertar y prepararnos con el amanecer:

- Tiempo de salida (sin prisas) 1–2 horas
- Ejercicio, estiramiento, meditación (15–45 minutos)
- Desayuna nutritivo (30–45 minutos)

y practica comportamientos regulares a la hora del almuerzo:

- Ejercicio, estiramiento, meditación
- Comida nutritiva (30–45 minutos)

> Nos estamos preparando *para una Buena Noche.*

Hacer ejercicio a primera hora de la noche también es una opción, para aquellos que por las mañanas y las tardes no son prácticas. Estas sesiones también deben ser claras, concisas y con propósito (30–1 hora). Debido a la fatiga del trabajo del diá, y la necesidad de **no** sobreestimularse. Así que no afectas negativamente a tu hora de dormir.

Su cena también debe estar compuesta por carbohidratos complejos, grasas saludables y proteínas (planta/animal).

Ejemplos (pequeños o grandes):

- **2–3 tipos diferentes de verduras** (colores) o **verduras mixtas.**

- **Pollo, pavo, pescado, tofu, tempeh, frijoles etc.** (3–5 oz). (Alimentado con hierba, capturado en la naturaleza, sostenible, orgánico, no-procesado).)

- **Grasas saludables** (grasas monoinsaturadas y poliinsaturadas) que se encuentran en alimentos como aceitunas, aquacates, nueces, semillas y pescado graso.

⭐ **Termine su comida (1–3 horas) antes de acostarse normalmente. Aquellos que sufren de G.E.R.D. (reflujo ácido) se beneficiarán de un intervalo más largo entre su última comida y la hora de acostarse.**

- **Absténgase de exponerse a dispositivos tecnológicos (1–2 horas) antes de acostarse.**

• Crea un ambiente y una rutina que te prepare para dormir (ducharse, lavarse la cara, cepillarse los dientes, etc.). Oscurecer las habitaciones (luces y cortinas) 1–2 horas antes de acostarse.

• Ver la televisión en una habitación diferente (no en el dormitorio) cuando sea posible, o leer en la cama (libro, no dispositivo). Así que el Cuerpo y la Mente, ven el dormitorio como un lugar para dormir, hacer el amor, música relajante, preferiblemente **no** televisión.

★ Para aquellos que trabajan en **Turno de Noche.** También se beneficiará de una rutina regular e intervalos (tiempos) para ir a dormir, desayunar, almorzar y cenar. Es solo que el tuyo será lo contrario de un trabajador diurno. A menudo, los **artistas** y los **individuos creativos** tienden a funcionar mejor en estas condiciones (horas de la noche).

Cuándo, y si, puede establecer patrones y ciclos de comportamiento regulares y saludables (excluyendo emergencias):

"Habrás" elegido vivir, un estilo de vida más saludable..

Y, experimentarás un:

¡Buenos *días...*
Buenas *tardes... y*
Buenas *noches!*

Conceptos Erróneos

Cosméticos/ No-Cosméticos Músculos

En "mediados de la década de 1980" cuando trabajé para Clubes de Salud. Una vista común era ver a un individuo mirándose a sí mismo en el espejo y obsesionándose, y trabajando en exceso, los músculos que veían en la parte delantera de su cuerpo **(cosmético).** La parte delantera de sus hombros, músculos del pecho, bíceps, músculos abdominales, frente de sus muslos, etc. Esto ha pasado en el pasado, y continúa hasta el día de hoy. Pero, es aún **más importante** fortalecer y aumentar la flexibilidad de los músculos, **no ves** mirarte en el espejo **(no cosmético).**

Porque son responsables de mantenernos en posición vertical **(postura),** y de movernos **(locomoción).**

Los músculos de tu:

- **Glúteos**

(gluteo máximo, medio, y mínimo) ejercicios:
puentes de glúteos, sentadillas, estocadas, pliés, levantamientos
de piernas, patadas de burro, etc.

- **Isquiotibiales**

(bíceps femoral, semitendinosis, semimembranosa) ejercicios:
peso muerto, sentadillas, estocadas, curl de piernas, pliés,
patadas en las piernas, etc.

- **Espalda Baja** (hasta la mitad)

(erector espinal, multifido, cuadrado lumbar) ejercicios:
avion, nadador, superman, planchas, etc.

- **Espalda Superior** (medio a superior)

(latissimus dorsi, romboides, elevador de escápula trapecio)
ejercicios:
lat pull downs, pull ups, chin ups, filas, encogimientos
de hombros, etc.

- **Pantorrillas**

(gastrocnemio, soleo, plantaris) ejercicios:
de pie, una pierna, levantamientos de pantorrillas sentados.

★ **Elija entre estos ejercicios de acuerdo con la salud de
sus articulaciones. Es necesaria la forma adecuada y la
orientación de su fisioterapeuta, entrenador personal o
instructor de clase acreditado.**

Cada uno de estos músculos o grupos musculares, cumple una función distinta. Cuando se usa correctamente, **tanto la resistencia** como la **flexibilidad,** nos proporcionarán mejoras:

- **Cadera:** fuerza, estabilidad y flexibilidad
- **Espalda:** soporte espinal, fuerza, estabilidad y flexibilidad
- **Postura mejorada**
- **Equilibrio**
- **Coordinación**
- **Extensión:** abducción, aducción y rotación

En tu búsqueda para llevar una vida más saludable a través del ejercicio. Presta **más atención** a lo que no ves, **músculos no cosméticos.** Ya que estos músculos te servirán mejor a lo largo de tu vida, ya sea:

- Salud general
- Salud atlética
- Envejecimiento

> *"Es lo que* no ves,
> *lo que te alcanza."*

Grasa
(TEJIDO ADIPOSO)
Y
Músculo
(TEJIDO)

La grasa y el músculo están hechos
de **propiedades muy diferentes.**

¡Uno no puede convertirse en el otro!

Están compuestos por diferentes estructuras celulares, llevan a cabo diferentes funciones en el cuerpo, tienen diferentes tasas metabólicas y diferentes densidades.

Tanto el músculo como la grasa son necesarios para un cuerpo saludable.

Grasa:

- Almacena energía para su uso
- Aísla el cuerpo
- Protege los órganos internos
- Es menos densa (ocupa **más** espacio)
- Tiene un metabolismo más lento
- Sistema endocrino (produce y libera hormonas que regulan el metabolismo, la reproducción y otras funciones corporales.

Riesgos asociados con la grasa corporal alta:

- Resistencia a la insulina (diabetes tipo 2)
- Enfermedad cardiovascular
- Inflamación crónica
- Presión arterial alta
- Problemas respiratorios
- Problemas de fertilidad

Músculo:

- Permite el movimiento
- Proporciona estabilidad
- Más denso y compacto (ocupa **menos** espacio)
- Mayor tasa metabólica

Beneficios de la Masa Muscular:

- Aumento de la fuerza, la condición física, el rendimiento
- El soporte articular (movilidad)
- Reducción del riesgo de lesiones (caídas)
- Mejora de la postura (apoyo)
- Mayor metabolismo (24/7)
- Mejora de la inmunidad (prevención)
- Más energia

Cuando uno elige llevar un estilo de vida más saludable y hace ejercicio regularmente, mejorará su **composición corporal.** La proporción de **grasa, músculo, hueso y agua.**

Aumentar la cantidad de peso de su cuerpo que se compone de: músculo, hueso y tejido.

Mientras...

Disminución de la cantidad de su peso corporal que está compuesto de grasa.

El agua se ve afectada por:

- Edad
- Sexo (masculino o femenino)
- Consumo (cuánto bebe)
- Grasa corporal (el tejido magro tiene un contenido de agua más alto que el tejido graso).

★ ESTRÉS ★

El estrés crónico puede liberar la hormona **Cortisol,** lo que puede resultar en:

- Aumento del apetito y antojos de alimentos azucarados y grasos.
- Aumento del **almacenamiento de grasa** (grasa visceral) que rodea sus órganos internos (potencialmente peligroso).
- Sensibilidad a la insulina (azúcar alto en la sangre).
- Mal sueño

Así que, a través de lo correcto:

- Ejercicio (fuerza y cardio)
- Nutrición
- Consumo de agua
- Sueño
- Y reducción del estrés

Aumentaremos el músculo mientras reducimos la grasa. No, convierte la grasa en músculo.

Metabolismo, Nutritión Y Ejercicio

Desayuno, **aumenta su tasa metabólica** (metabolismo) a través de proceso de **digestión** (3–5 horas). Saltarlo, mantiene una **tasa metabólica más baja.** Dado que no hay nada que digerir, su sistema funciona a un ritmo más lento.

Mantener este hábito a lo largo de la vida, enseña al cuerpo a "almacenar grasa" (como un ardilla esconde nueces en invierno), para operar durante las horas de la mañana. Lo que lentamente, con el tiempo, contribuye a los "depósitos de grasa" (tejido adiposo) en su cuerpo. Por lo general, el abdomen para los hombres, y las caderas, la parte posterior de la parte superior de los brazos, y más tarde el abdomen (menopausia), para las mujeres.

Cardio (ejercicio aeróbico)–aumenta su metabolismo **momentáneamente,** durante el tiempo (duración) que está haciendo ejercicio, y un poco después. Pero, luego volverá a su tasa normal.

Entrenamiento de fuerza–aumento del músculo, su cuerpo compuesto de **más músculo, hueso** y **tejido,** y **menos grasa,** composición **corporal** mejorada. **Aumentará su metabolismo, 24 horas al día, 7 días a la semana.**

Necesitamos **"todo lo anterior".**
Nutrición (desayuno), cardio (ejercicio aeróbico) y
entrenamiento de fuerza.

No, *una "dieta fad"*
que es solo temporal, y conducirá
a un mayor aumento de peso
más adelante.

⭐ **Planes de nutrición**–nota especial sobre compartir las mismas comidas. Tenga cuidado de **no** preparar, pedir o comer las **mismas** comidas (plan de dieta) que su pareja. Una talla no se ajusta a todos. Sus necesidades nutricionales individuales deben tener prioridad, sobre la coveniencia de los mismos planes de dieta de comidas. Tómese el tiempo para aprender y comer, de acuerdo con sus necesidades y deficiencias individuales.

Inflamación

Tu **sistema inmunitario** es el **médico** de tu cuerpo. Pero, a menudo **no** funciona de manera adecuada o eficiente.
(Libro 1 de la serie de Ejercicios–cuerpo humano "máquina del perdón").

Inflamación Aguda–la reacción inicial del cuerpo, es una respuesta **beneficiosa** del sistema inmunológico. Pero cuando esta respuesta persiste durante largos períodos de tiempo y se convierte en **inflamación crónica,** se vuelve potencialmente dañina para el cuerpo humano.

Razones **positivas** para la **Inflamación Aguda: :**
- Curación, cortes, esguinces, moretones, etc.
- Recuperación de un entrenamiento extenuante.
- Ayudando a prevenir infecciones.

Resultados **negativos** de la **Inflamación Crónica:**
- Artritis (reumatoide, osteoartritis, etc.)
- Cánceres
- Enfermedades Cardíacas
- Enfermedades de Alzheimer
- Síndromes de Fatiga Crónica

Comer en Exceso,
Sobre Trabajo
Sobre Entrenamiento

son todos los **estrés** en el cuerpo que contribuyen al uso excesivo y a los síndromes de uso repetitivo *(Atletas-Libro 1 de la serie de ejercicios).*

Lo que también puede resultar en:

Inflamación Crónicas (inflamación negativa). Potencialmente conduciendo hacia **Enfermedades Crónicas** a medida que envejecemos.

> Tu *sistema inmunitario* es el Médico *de tu cuerpo.*

Envejecimiento

Es relativo **no** solo a tu **genética,** sino también a **cómo vives.** La cantidad de **desgaste** y **desgarro** a la que estás sometido a lo largo de tu **vida.**

El estrés juega un papel importante en la forma en que envejecemos y en la calidad de nuestros años. Existe el tipo de estrés que conduce a un **cambio positivo:**

Ejercicio + Nutrición + Sueño = Resultados
(estrés y adaptación) = (cambio positivo)
(Recuperación–libro 1 de la serie de ejercicios)

Y está el tipo de estrés que conduce al **cambio negativo:**

• **Ejercicio exceso:** uso excesivo y lesiones por uso repetitivo, y condiciones artríticas futuras.

• **Sobretrabajo:** Síndrome de fatiga crónica, crisis nerviosas, enfermedades autoinmunes.

• **Comer en exceso** y **comer poco:** Obesidad, diabetis tipo 2, anorexia y bulimia. *(Nutrición medicina): libro 3 de la serie de ejercicios)*

* **Abuso de alcohol** y **Drogas:** presión arterial alta, enfermedades cardíacas, accidente cerebrovascular, enfermedad hepática, problemas digestivos, problemas psicológicos y cánceres.

Ejemplos:

Atletas– someterán su cuerpo a **más estrés** (alto riesgo) en un corto período de tiempo (5–25 años), que la mayoría en **toda la vida.** Experimentar dolores y molestias crónicas:

* Artritis, Bursitis, Tendinitis, etc.
* Cirugías

en la mediana edad (40–60 años), que normalmente afectaría durante la vejez (70–90 años).

Trabajos de alto estrés:

* Crianza de los hijos
* Presidente, CEO
* Oficiales de Policía, Bomberos
* Médicos, Enfermeros, Terapeutas, Profesores
* Corredor de Bolsa, Abogado, etc.

Conduce a:

- Depresión
- Síndromes de fatiga crónica
- Enfermedades autoinmunes
- Colapsos nerviosas

también, más temprano que tarde.

Para muchos de los **menos afortunados no hay una respuesta fácil o solución:**

- Pobreza
- Prejuicio
- Hambre y desnutrición
- Guerra
- Enfermedad genética

Para otros que son **más afortunados:**

- Educación
- Empleo
- Alimentos nutritivos y agua limpia
- Familia amorosa

Se trata de una elección:

¿Cómo deseamos vivir nuestras vidas?
¿Por qué necesitamos hacer ejercicio?

¡Porque,

todo en la vida, requiere salud!

> La salud *es tanto una* necesidad *como un* lujo.

Reconocimiento

¿Por qué defiendo (recomiendo) todas las formas saludables de **ejercicio** y **arte?**

Porque, cuando se hacen correctamente, **todos** funcionan y pueden mejorar nuestra salud.

Mis más de 40 años de experiencia como entrenador personal y propietario de un negocio. Con 25 de esos años alquilando espacio e intercambiando servicios con profesionales de la salud independientes de diferentes artes del **ejercicio** y **terapéuticas.** Me ha enseñado, hasta ahora, que hay buenos maestros y no tan buenos maestros, en **todas las formas** de **ejercicio, artes** y **sistemas.**

No, asuma "cualidades mágicas" promocionadas por el marketing.

En su lugar,

Elige ser inteligente...
Cree en ti mismo...
Haz cambios cuando sea necesario...

¡*Y vive,* tu Mejor Vida!

Continuará...

Créditos

Fotografía

Susie Lang

Diseño

Jeffrey Shammah con Gloria Gregurovich